BEI GRIN MACHT SICH IHR WISSEN BEZAHLT

- Wir veröffentlichen Ihre Hausarbeit,
  Bachelor- und Masterarbeit

- Ihr eigenes eBook und Buch -
  weltweit in allen wichtigen Shops

- Verdienen Sie an jedem Verkauf

Jetzt bei www.GRIN.com hochladen
und kostenlos publizieren

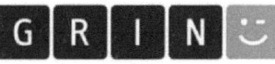

Bibliografische Information der Deutschen Nationalbibliothek:

Die Deutsche Bibliothek verzeichnet diese Publikation in der Deutschen National-
bibliografie; detaillierte bibliografische Daten sind im Internet über http://dnb.d-
nb.de/ abrufbar.

Impressum:

Copyright © 2017 GRIN Verlag, Open Publishing GmbH
Druck und Bindung: Books on Demand GmbH, Norderstedt Germany
ISBN: 9783668402577

Dieses Buch bei GRIN:

http://www.grin.com/de/e-book/353970/der-hausarzt-bei-buddenbrooks-krankheit-
und-tod-im-19-jahrhundert

Heinz Bongards

Der Hausarzt bei Buddenbrooks. Krankheit und Tod im 19. Jahrhundert

GRIN Verlag

GRIN - Your knowledge has value

Der GRIN Verlag publiziert seit 1998 wissenschaftliche Arbeiten von Studenten, Hochschullehrern und anderen Akademikern als eBook und gedrucktes Buch. Die Verlagswebsite www.grin.com ist die ideale Plattform zur Veröffentlichung von Hausarbeiten, Abschlussarbeiten, wissenschaftlichen Aufsätzen, Dissertationen und Fachbüchern.

Besuchen Sie uns im Internet:

http://www.grin.com/

http://www.facebook.com/grincom

http://www.twitter.com/grin_com

Inhaltsübersicht

Die aus dem Roman übernommenen Textstellen sind *kursiv* gesetzt. Hierbei wird jeweils das Kapitel angegeben, dem sie entnommen sind, z. B.: (**2**/4) = zweiter Teil, viertes Kapitel.

Diese Zitierweise erlaubt die Benutzung aller Textausgaben des Romans:

Thomas Mann, Buddenbrooks. © S.Fischer Verlag, Berlin 1901.

Alle Rechte vorbehalten S.Fischer Verlag GmbH, Frankfurt am Main.

Der Autor dankt dem S.Fischer-Verlag für die die freundlich erteilte Zitiererlaubnis.

Zahlen in Klammern verweisen auf die Anmerkungen

Einleitung

Buddenbrooks von Thomas Mann, erschienen im Jahre 1901, ist einer der meistgelesenen und bekanntesten Romane der neueren deutschen Literatur. Geschildert wird die Geschichte einer Lübecker Großkaufmannsfamilie über vier Generationen von 1835 bis 1877. Zu den Nebenfiguren der Romanhandlung gehören die Hausärzte der Familie: Doktor Grabow und sein Nachfolger Doktor Langhals. Das Wirken dieser beiden Ärzte steht im Mittelpunkt der folgenden Ausführungen.

Thomas Mann verarbeitet in *Buddenbrooks* nicht etwa Krankengeschichten zu einem Roman, vielmehr gestaltet er einen über mehr als vier Jahrzehnte reichenden Familienroman mit zahlreichen daran beteiligten Personen. Deren Befindlichkeitsstörungen, Leidensgeschichten, Krankheiten, insbesondere solche, die zum Tode führen, beschreibt der Autor eingehend, teilweise bis hin zu einzelnen Symptomen genau. Kein Detail ist hier erfunden, alles ist irgendwo erlebt, verbürgt, durch intensive Studien angeeignet. So ermöglicht der Romantext fast nebenbei Einblicke in gesundheitliche Probleme dieser Menschen und die ärztliche Realität im neunzehnten Jahrhundert.

Im ersten Teil der Abhandlung werden die Sterbefälle dargestellt und hier und da aus heutiger Sicht kommentiert. In einem zweiten Abschnitt werden Aspekte der Medizin und des ärztlichen Wirkens im 19. Jahrhundert, soweit sie im Roman aufscheinen, geschildert und gegebenenfalls aktuell beleuchtet. Schließlich werden zwei lebenslange Krankengeschichten ausgebreitet, die des kleinen Hanno, der sechzehnjährig stirbt, und die seines Onkels Christian, dessen Leiden ihn am Ende in eine psychiatrische Anstalt bringt. Die Darstellung erfolgt soweit möglich in enger Anlehnung an den Originaltext. Am Ende erfolgt eine Einordnung in die medizinhistorischen Gegebenheiten.

Zur Erinnerung und für diejenigen, die den Roman nicht gelesen haben, werden hier die wesentlichen Personen der Romanhandlung vorgestellt. Diese beginnt mit Johann Buddenbrook sen. und seiner zweiten Frau Antoinette. Deren Sohn Johann jun. ist verheiratet mit Elisabeth (Bethsy), geb. Kröger, Tochter von Lebrecht Kröger. Dieser Ehe entstammen vier Kinder: Thomas, Antonie (Tony), Christian und Clara. Thomas heiratet Gerda Arnoldsen aus Amsterdam. Deren Sohn Hanno ist der letzte Träger des Namens Buddenbrook. (Der ersten Ehe von Johann Buddenbrook sen. entstammt der Sohn Gotthold, dessen Mutter nach der Entbindung starb.) Der Titel Konsul (1) geht von Johann jun. zunächst an seinen Halbbruder Gotthold und nach dessen Tod 1856 an Thomas Buddenbrook. Dieser wird dann 1863 auch noch zum ehrenamtlichen Senator der Stadt Lübeck gewählt wird.

Die zum Tod führenden Krankengeschichten

Antoinette und Johann Buddenbrook sen. (1765 - 1842)

(**2**/4) *Es war nicht bloß Altersschwäche, was die alte Madame Antoinette Buddenbrook, [....], an einem kalten Januartag endgültig auf ihr hohes Himmelbett im Schlafzimmer des Zwischengeschosses darniederwarf. Die alte Dame war rüstig gewesen bis zuletzt und hatte ihre dicken weißen Seitenlocken mit mit aufrechter Würde getragen;[....]. Eines Tages aber, ganz plötzlich, hatte sich ein halb unbestimmbares Leiden eingestellt, ein leichter Darmkatarrh anfangs nur, gegen den Dr. Grabow ein wenig Taube und Franzbrot verordnet hatte, eine mit Erbrechen verbundene Kolik, die mit unbegreiflicher Schnelligkeit Entkräftung herbeiführte, einen sanften und hinfälligen Zustand, der beängstigend war. Als dann Doktor Grabow mit dem Konsul eine kurze, ernste Unterredung draußen auf der Treppe gehabt hatte, als ein zweiter, neu hinzu-gezogener Arzt, [...], neben Grabow aus und ein zu gehen begann, da* *änderte sich langsam die Physiognomie des Hauses. [....]; der Gedanke an den Tod hatte sich Einlaß verschafft und herrschte stumm in den weiten Räumen.*

Droben saß Johann Buddenbrook am Krankenbette und blickte, die matte Hand seiner alten Nette in der seinen, mit erhobenen Brauen und ein wenig hängender Unterlippe stumm vor sich hin. [....] Der Alte mochte sich erinnern, wie er vor sechsundvierzig Jahren zum ersten Male am Sterbebett einer Gattin gesessen hatte, [....]. Er dachte nicht viel, er sah nur unverwandt und mit einem leisen Kopfschütteln auf sein Leben und das Leben im Allgemeinen zurück, das ihm plötzlich so fern und wunderlich erschien, [....]. Manchmal sagte er mit halber Stimme vor sich hin: „Kurios! Kurios!" ... Und als dann Madame Buddenbrook ihren letzten, ganz kurzen und kampflosen Seufzer getan hatte, [....], - da änderte sich seine Stimmung nicht, da weinte er nicht einmal, aber dies leise, erstaunte Kopfschütteln blieb ihm, und dies beinahe lächelnde „Kurios!" wurde sein Lieblingswort ... Kein Zweifel, daß es auch mit Johann Buddenbrook zu Ende ging.

Alsbald übertrug er die Firma seinem Sohn und bisherigen Associé Johann als alleinigem Inhaber. Danach aber, ... *als der Alte fortan sich weigerte, noch einen Fuß ins Kontor zu setzen, da nahm seine Apathie in erschreckender Weise zu, da genügte, Mitte März, ein paar Monate nur nach dem Tode seiner Frau, irgendein kleiner Frühlingsschnupfen, um ihn bettlägerig zu machen, - und dann, in einer Nacht, kam die Stunde, wo die Familie auch sein Bett umstand, wo er zum Konsul sagte: „Alles Glück – Jean! Und immer courage!" Und zu Thomas: „Hilf deinem Vater!" Und zu Christian: „Werde was Ordentliches!" – Worauf er schwieg, alle anblickte und sich mit einem letzten „Kurios!" nach der Wand kehrte.*

Die Todesursache der alten Frau Buddenbrook bleibt unbekannt, da kommen viele Erkrankungsmöglichkeiten im Bereich des Bauches in Frage. Mit heutigen diagnostischen und therapeutischen Verfahren würde man das schnell abklären und möglicherweise erfolgreich behandeln können. Ob dem 77jährigen Johann Buddenbrook sen. mit einer Optimierung seiner Herzkreislaufsituation und einer stimmungsaufhellenden Therapie zu einem längeren Leben hätte verholfen werden können, bleibt Spekulation.

Lebrecht Kröger (1768 - 1848)

Die folgende Episode ereignet sich 1848 während der Revolution in Lübeck. Die Mitglieder der „Bürgerschaft" waren im Saal der Bier- und Tanzwirtschaft der Witwe namens Suerkringel (2) versammelt, während auf der Straße der Mob tobte. Die Sitzung konnte nicht eröffnet werden, die Bürgerschaftsmitglieder konnten den Saal aber auch nicht verlassen.

Lebrecht Kröger, Konsul Buddenbrooks achtzigjähriger Schwiegervater tobte: (**4**/3) *„Wo ist mein Wagen? ... Ich befehle meinen Wagen!"* kommandierte *Lebrecht Kröger gänzlich außer sich. Seine Wut explodierte, er bebte am ganzen Leibe. „Ich habe ihn auf fünf Uhr bestellt! ... Wo ist er? ... Die Sitzung wird nicht abgehalten. Was soll ich hier? ... Ich bin nicht gesonnen, mich narren zu lassen! ... Ich will meinen Wagen! ... Insultiert man meinen Kutscher? Sehen Sie nach, Buddenbrook!"*

Als der Wagen schließlich vorfahren kann, höhnt der Alte: (**4**/4) *„Beliebt der Pöbel, mich in mein Haus zurückkehren zu lassen?"* Da fliegt auch noch ein Stein durch das offene Wagenfenster, ohne weiter Schaden anzurichten. *Dann aber kam es ganz tief aus ihm heraus, langsam kalt und schwer, ein einziges Wort: „Die Canaille." [....] Der Konsul entsetzte sich, als er hier in das Gesicht seines Schwiegervaters sah. Es war gelb und von schlaffen Furchen zerrissen. Der kalte, feste und verächtliche Ausdruck, den der Mund bis dahin* *bewahrt, hatte sich zu einer schwachen, schiefen, hängenden und blöden Greisengrimasse verzerrt... Der Wagen hielt an der Terrasse. [....] Am Fuße der Stufen knickte der Greis in die Knie. Der Kopf fiel so schwer auf die Brust, daß der hängende Unterkiefer mit klappendem Geräusch gegen den oberen schlug. Die Augen verdrehten sich und brachen. Lebrecht Kröger, der à la mode-Kavalier, war bei seinen Vätern.*

Der achtzigjährige Mann, sein Leben lang ein dominanter Typ, gerät aus der Situation heraus in einen hochgradigen Erregungszustand, wahrscheinlich mit stark erhöhtem Blutdruck, und stirbt vermutlich einen plötzlichen Herztod. Das ist nicht ungewöhnlich.

Konsul Johann Buddenbrook jun. (1800 - 1855)

(**4**/11) *Was folgt, geschah im Spätsommer des Jahres fünfundfünfzig. an einem Sonntagnachmittage. Buddenbrooks saßen im Landschaftszimmer und warteten auf den Konsul, der sich unten noch ankleidete. [....]*
Die Luft war dumpf. Draußen war das letzte Stück Blau verschwunden, und tief, schwer und trächtig hing der dunkelgraue Himmel hernieder. [....]
Die Schwüle schien verdoppelt, die Atmosphäre schien einen sich binnen einer Sekunde rapide steigernden Druck auszuüben, der das Gehirn beängstigte, das Herz bedrängte, die Atmung verwehrte. [...] Und dieser unentwirrbare Druck, diese Spannung, diese wachsende Beklemmung des Organismus wäre unerträglich geworden, wenn sie den geringsten Teil eines Augenblicks länger gedauert hätte, wenn nicht auf ihrem sofort erreichten Höhepunkt eine Abspannung, ein Überspringen stattgefunden hätte... ein kleiner erlösender Bruch, der sich unhörbar irgendwo ereignete, den man gleichwohl zu hören glaubte... wenn nicht in demselben Moment, fast ohne daß ein Tropfenfall

vorhergegangen wäre, der Regen hereingebrochen wäre, daß das Wasser im Rinnstein schäumte und auf dem Bürgersteig hoch emporsprang. ... [....]

„So" sagte Tom. „Das kühlt in zwei Minuten. Nun werden draußen die Tropfen an den Bäumen hängen, und wir werden in der Veranda Kaffee trinken. Thilda, mach mal das Fenster auf." [....]

Da kam Line, das Folgmädchen Line im Laufschritt durch die Säulenhalle und fuhr so heftig in das Zimmer herein, daß Ida Jungmann beschwichtigend und vorwurfsvoll ausrief: „Gott, ich sage! ..." Lines ausdruckslose blaue Augen waren weit aufgerissen, und ihre Kinnbacken arbeiteten eine Weile vergebens... „Ach Fru Konsulin, ach nee, nu kamen S' man flink, ... ach Gottes nee, wat heww ick mi verfiert...! [....] oäwer dat is mit den Herrn, und ick wollt man die Stiefel bringen, un doar sitt Herr Konsul doar upp'm Lehnstuhl und kann nich reden und kiemt man immer bloß so, un ick glöw, dat geht nich gaut, denn der Herr Konsul is ook goar tau geel ..."
„Zu Grabow!" schrie Thomas und drängte sie zur Tür hinaus. „Mein Gott! O mein Gott!" rief die Konsulin ,indem sie die Hände neben ihrem Gesicht faltete und hinauseilte ... „Zu Grabow... mit einem Wagen...sofort!" wiederholte Tony atemlos. Man flog die Treppe hinunter, durchs Frühstückszimmer, ins Schlafzimmer. Aber Johann Buddenbrook war schon tot.

Schwierige Wetterverhältnisse, wie sie beim Durchzug einer Gewitterfront bestehen, sind ein Stressfaktor für Herz und Kreislauf, vielleicht Anlass, sicherlich nicht Ursache des plötzlichen Todes, der den 55jährigen aus guter Gesundheit heraus trifft, wahrscheinlich Folge eines akuten Herzinfarks. An Hinweisen in der Vorgeschichte des Konsuls hatte es nicht gefehlt. Gelegentlich hatte er Schwindelanfälle bemerkt und in letzter Zeit Kongestionen und Herzklopfen nach körperlichen Belastungen. Der heutige Mensch ist gut beraten, mit solchen Symptomen ärztlichen Rat zu suchen. Moderne Kardiologie vermag da manches vorzeitige Ableben zu abzuwenden.

Gotthold Buddenbrook (1796 -1856)

(**5**/4) *Im Mai geschah es, daß Onkel Gotthold, Konsul Gotthold Buddenbrock, nun sechzigjährig, in einer traurigen Nacht von Herzkrämpfen befallen ward und in den Armen seiner Gattin, der geborenen Stüwing, eines schweren Todes starb.*

So stirbt „man" heute nicht mehr. Der 60jährige wäre bei akutem oder neuerlichem Auftreten von Brustschmerzen notfallmäßig in die Klinik gebracht worden, wo man ihm vielleicht hätte helfen können.

James Möllendorpf (gest. 1863)

(**7**/3) *James Möllendorpf, der älteste kaufmännische Senator, starb auf groteske und schauerliche Weise. Diesem diabetischen Greise waren die Selbsterhaltungstriebe so sehr abhanden gekommen, daß er in den letzten Jahren seines Lebens mehr und mehr einer Leidenschaft für Kuchen und Torten unterlegen war. Doktor Grabow, der auch bei Möllendorpfs Hausarzt war, hatte mit aller Energie, deren er fähig war, protestiert, und die besorgte Familie hatte ihrem Oberhaupt das süße Gebäck mit sanfter Gewalt entzogen. Was aber hatte der Senator getan? Geistig gebrochen, wie er war, hatte er sich irgendwo in einer unstandesgemäßen Straße, [....], ein Zimmer gemietet, eine Kammer, ein wahres Loch, wohin er sich heimlich geschlichen hatte, um Torte zu essen... Und dort fand man auch den Entseelten, den Mund noch voll halb zerkauten Kuchens, dessen Reste seinen Rock befleckten und auf dem ärmlichen Tische* *umherlagen. Ein tödlicher Schlaganfall war der langsamen Auszehrung zuvorgekommen.*

Heißhunger auf Süßes ist auch heute noch ein bekanntes Phänomen bei Diabetikern, dank der modernen Behandlungsmöglichkeiten nicht mehr ganz so gefährlich wie zu Zeiten, als Diät die einzige therapeutische Option war. Disziplin bei der Nahrungsaufnahme ist aber weiterhin eine wesentliche Grundlage der Behandlung, schließlich treten Herzinfarkt und Schlaganfall bei Diabetikern immer noch häufiger auf, als in der übrigen Bevölkerung.

Clara Tiburtius, geb. Buddenbrook (1838 - 1864)

(**6**/7) *Da war ferner des Konsuls Schwester in Riga. ... Daß ihre Ehe mit dem Pastor Tiburtius ohne Kindersegen geblieben war, mochte hingehen, denn Clara Buddenbrook hatte sich niemals Kinder gewünscht und besaß ohne Zweifel höchst wenig mütterliches Talent. Aber ihre Gesundheit ließ, ihren und ihres Mannes Briefen zufolge, allzuviel zu wünschen übrig, und die Gehirnschmerzen, an denen sie schon als junges Mädchen gelitten, traten, so hieß es, neuerdings periodisch in fast unerträglichem Grade auf.* Im Juli 1864 wird bekannt (**7**/6): *sie liegt, es steht schlimm mit ihr, und der Doktor fürchtet, daß es Tuberkeln sind ... Gehirntuberkulose ....* Bald darauf musste Konsul Buddenbrook zum Begräbnis seiner Schwester nach Riga reisen.
Die Tuberkulose kommt als Ursache neurologischer Erkrankungen heutzutage so gut wie nicht mehr vor.

Elisabeth (Bethsy) Buddenbrook, geb. Kröger (1805 – 1871)

(9/1) *„Für irgendwelche ernstliche Beunruhigung ist natürlich fürs erste platterdings keine Ursache vorhanden; ich bitte Sie ... eine Patientin von der* *verhältnismäßigen Widerstandskraft unserer verehrten Frau Konsulin... Meiner Treu, als gedienter Ratgeber kenne ich diese Widerstandskraft. Für ihre Jahre wirklich erstaunlich ... was ich Ihnen sage..." „Ja eben, in ihren Jahren..." sagte der Senator unruhig und drehte an der langen Spitze seines Schnurbartes. „Ich sage natürlich nicht, daß Ihre liebe Frau Mutter wird morgen wieder spazieren gehen können", fuhr Doktor Grabow sanftmütig fort. „Diesen Eindruck wird die Patientin nicht auf Sie gemacht haben, lieber Herr Senator. Es ist ja nicht zu leugnen, daß der Katarrh seit vierundzwanzig Stunden eine ärgerliche Wendung genommen hat. Der Schüttelfrost gestern abend gefiel mir nicht recht, und heute gibt es da nun wahrhaftig ein wenig Seitenstechen und Kurzluftigkeit. Etwas Fieber ist auch vorhanden – oh, unbedeutend, aber es ist Fieber. Kurz, lieber Senator, man muß sich wohl mit der vertrackten Tatsache abfinden, daß die Lunge ein wenig affiziert ist ..."*

„Lungenentzündung also?" fragte der Senator und blickte von einem Arzte zum anderen... „Ja, - pneumonia", sagte Doktor Langhals mit ernster und korrekter Verbeugung. „Allerdings, eine kleine rechtsseitige Lungenentzündung", antwortete der Hausarzt, die wir sehr sorgfältig zu lokalisieren trachten müssen..." „Danach ist immerhin Grund zu ernster Besorgnis vorhanden?" Der Senator saß ganz still und sah dem Sprechenden unverwandt ins Gesicht. „Besorgnis? Oh... wir müssen, wie gesagt, darum besorgt sein, die Erkrankung einzuschränken, den Husten zu mildern, dem Fieber zu Leibe zu gehen ... nun, das Chinin wird seine Schuldigkeit tun... Und dann noch eins, lieber Senator ... Keine Schreckhaftigkeit den einzelnen Symptomen gegenüber, nicht wahr? Sollte sich die Atemnot ein wenig verstärken, sollte in der Nacht vielleicht ein wenig Delirium stattfinden, oder morgen ein bißchen Auswurf sich einstellen ... wissen Sie, so ein rotbräunlicher Auswurf, wenn auch Blut dabei ist ... Das ist alles durchaus logisch, durchaus zur Sache gehörig, durchaus normal. [....]
[....]

Nein, die alte Konsulin fühlte wohl, daß sie trotz der christlichen Lebensführung ihrer letzten Jahre nicht eigentlich bereit war, zu sterben, und der unbestimmte, Gedanke, daß, sollte dies ihre letzte Krankheit sein, diese Krankheit ganz selbständig, in letzter Stunde und in großer Eile, mit Körperqualen ihren Widerstand zerbrechen und die Selbstaufgabe herbeiführen müsse, erfüllte sie mit Angst.

Sie betete viel; aber fast mehr noch überwachte sie, sooft sie bei Besinnung war, ihren Zustand, fühlte selbst ihren Puls, maß ihr Fieber, bekämpfte ihren Husten ... Der Puls aber ging schlecht, das Fieber stieg desto höher, nachdem es ein wenig gefallen war, und warf sie aus Schüttelfrösten in hitzige Delirien, der Husten, der mit inneren Schmerzen verbunden war und blutigen Auswurf zu Tage förderte, nahm zu, und Atemnöte ängstigten sie. Das alles aber kam daher, daß jetzt nicht mehr nur ein Lappen der rechten Lunge, sondern die ganze rechte Lunge in Mitleidenschaft gezogen war, ja, daß, wenn nicht alles täuschte, auch schon an der linken Seite Spuren des Vorganges bemerkbar waren, den Doktor Langhals, indem er seine Fingernägel besah, „Hepatisation" nannte, und über den Doktor Grabow sich lieber weiter gar nicht ausließ ... Das Fieber zehrte unablässig. Der Magen begann zu versagen. Unaufhaltsam, mit zäher Langsam-keit, schritt der Kräfteverfall vorwärts.
[....]
Aber es war längst der Tag gekommen, da die doppelseitige Lungenentzündung nicht mehr wegzuleugnen gewesen war.
[....]
Gräßliche Merkmale der beginnenden Auflösung zeigten sich, während die Organe, von einem zähen Willen in Gang gehalten, noch arbeiteten. Da, seit die Konsulin sich mit einem Katarrh hatte zu Bette legen müssen, Wochen vergangen waren, so hatten sich durch das Liegen an ihrem Körper mehrere Wunden gebildet, die sich nicht mehr schlossen und in einen fürchterlichen

Zustand übergingen. Sie schlief nicht mehr; erstens, weil Schmerz, Husten und Atemnot sie daran hinderten, dann aber, weil sie sich selbst gegen den Schlaf auflehnte und sich an das Wachsein klammerte. Nur für Minuten ging ihr Bewußtsein im Fieber unter; aber auch bei bewußten Sinnen sprach sie laut mit Personen, die längst verstorben waren. [....]

Und dann kam die kurze Besserung, das Aufflackern, ein Nachlassen des Fiebers, eine täuschende Rückkehr der Kräfte, ein Stillewerden der Schmerzen, ein paar klare und hoffnungsvolle Äußerungen, die den Umstehenden Tränen der Freude in die Augen trieben. ...
„Kinder, wir behalten sie trotz alledem!"sagte Thomas Buddenbrook. „Wir haben sie Weihnachten bei uns und erlauben nicht, daß sie sich dabei aufregt wie sonst..."
Aber schon in der nächstfolgenden Nacht wurden sie von seiten Frau Permaneders (3) in die Mengstraße berufen, da die Kranke mit dem Tode kämpfe.

Auch so stirbt „man" schon lange nicht mehr. Eine fieberhafte Bronchitis, eine beginnende Pneumonie bei bis dahin gesunden Patienten wird heutzutage ambulant mit einem geeigneten Antibiotikum behandelt und die Patienten werden zumeist nicht einmal mehr bettlägerig. Sollte dies ausnahmsweise einmal nicht Erfolg bringen, gibt es zusätzlich die Möglichkeiten der klinischen Intensivtherapie.

Senator Thomas Buddenbrook (1826 - 1875)

Senator Buddenbrook musste sich wegen unerträglichen, von einem defekten Backenzahn ausgehenden Schmerzen, in zahnärztliche Notfallbehandlung zu begeben. Dieselbe verläuft desaströs, die versuchte Zahnextraktion, natürlich ohne Betäubung, misslingt, die Zahnkrone bricht ab und die Behandlung muß abgebrochen werden. Mit nur wenig gelinderten Schmerzen geht der Senator nach Hause:

(**10**/7) *Er gelangte zur Fischergrube und begann das linke Trottoir hinunterzugehen. Nach zwanzig Schritten befiel ihn eine Übelkeit. Ich werde dort drüben in die Schenke treten und einen Kognak trinken müssen, dachte er und beschritt den Fahrdamm. Als er etwa die Mitte derselben erreicht hatte, geschah folgendes. Es war genau, als würde sein Gehirn ergriffen und von einer unwiderstehlichen Kraft mit wachsender, fürchterlich wachsender Geschwindigkeit in großen, kleineren und immer kleineren konzentrischen Kreisen herumgeschwungen und schließlich mit einer unmäßigen, brutalen und erbarmungslosen Wucht gegen den steinharten Mittelpunkt dieser Kreise geschmettert. ... Er vollführte eine halbe Drehung und schlug mit ausgestreckten Armen vornüber auf das nasse Pflaster. [....] So lag und blieb er liegen, bis ein paar Leute herangekommen waren und ihn umwandten.*

Er wurde bewusstlos nach Hause geschafft, ... Der Einsatz der Familie, ärztliche und pflegerische Hilfe, auch theologischer Beistand konnten das Schicksal nicht mehr wenden. ... *Und dann war in der Stille nichts als das agonierende Gurgeln Thomas Buddenbrooks zu vernehmen. ... Der Senator starb. ...*

Zahnmedizin im 19. Jahrhundert mutet uns heutige Menschen oft wahrlich grausam an. Der 49jährige Senator erleidet auf dem Rückweg vom Zahnarzt mitten auf der Straße, vermutlich auch mit krisenhaft hohem Blutdruck, einen Schlaganfall. Schwere Schlaganfälle können auch aktuell noch primär tödlich verlaufen. Aber derzeit wird, wenn jemand in der Öffentlichkeit zusammenbricht, sehr schnell der Rettungswagen gerufen, und die Notfalltherapie setzt noch am Ort des Geschehens ein. Das hat die Prognose für viele entscheidend gebessert.

Hanno Buddenbrook (1861 - 1877)

(**11**/3) *Mit dem Typhus ist es folgendermaßen bestellt: Der Mensch fühlt eine seelische Mißstimmung in sich entstehen, die sich rasch vertieft und zu einer hinfälligen Verzweiflung wird. Zu gleicher Zeit bemächtigt sich seiner eine physische Mattigkeit, die sich nicht allein auf Muskeln und Sehnen, sondern auch auf die Funktionen aller inneren Organe erstreckt, und nicht zuletzt auf die des Magens, der die Aufnahme von Speise mit Widerwille verweigert. Es besteht ein starkes Schlafbedürfnis, allein trotz äußerster Müdigkeit ist der Schlaf unruhig, oberflächlich, beängstigt und unerquicklich. Das Gehirn schmerzt; es ist dumpf, befangen, wie von Nebeln umhüllt, und von Schwindel durchzogen. Ein unbestimmter Schmerz sitzt in allen Gliedern. Hie und da fließt ohne jede besondere Veranlassung Blut aus der Nase. – Dies ist die Introduktion.*

Dann gibt ein heftiger Frostanfall, der den ganzen Körper durchrüttelt und die Zähne gegeneinanderwirbelt, das Zeichen zum Einsatze des Fiebers, das sofort die höchsten Grade erreicht. Auf der Haut der Brust und des Bauches werden nun einzelne linsengroße, rote Flecken sichtbar, die durch den Druck eines Fingers entfernt werden können, aber sofort zurückkehren. Der Puls rast; er hat bis zu hundert Schläge in einer Minute. So vergeht, bei einer Körpertemperatur von vierzig Grad, die erste Woche.

In der zweiten Woche ist der Mensch von Kopf- und Gliederschmerzen befreit; dafür aber ist der Schwindel bedeutend heftiger geworden, und in den Ohren ist ein solches Sausen und Brausen, daß es geradezu Schwerhörigkeit hervorruft. Der Ausdruck des Gesichtes wird dumm. Der Mund fängt an offenzustehen, die Augen sind verschleiert und ohne Teilnahme. Das Bewußtsein wird verdunkelt; Schlafsucht beherrscht den Kranken, und oft versinkt er, ohne wirklich zu schlafen, in eine bleierne Betäubung. Dazwischen erfüllen seine Irr-Reden, seine lauten, erregten Phantasien das Zimmer.

Seine schlaffe Hilflosigkeit hat sich bis zum Unreinlichen und Widerwärtigen gesteigert. Auch sind sein Zahnfleisch, seine Zähne und seine Zunge mit einer schwärzlichen Masse bedeckt, die den Atem verpestet. Mit aufgetriebenem Unterleibe liegt er regungslos auf dem Rücken. Er ist im Bette hinabgesunken, und seine Knie sind gespreizt. Alles an ihm arbeitet hastig, jagend und oberflächlich, seine Atmung sowohl wie der Puls, der an hundertundzwanzig flüchtig zuckende Schläge in einer Minute vollführt. Die Augenlider sind halb geschlossen, und die Wangen glühen nicht mehr wie zu Anfang rot vor Fieberhitze, sondern haben eine bläuliche Färbung angenommen. Die linsengroßen, roten Flecke auf der Brust und dem Bauche haben sich vermehrt. Die Temperatur des Körpers erreicht einundvierzig Grad...

In der dritten Woche ist die Schwäche auf ihrem Gipfel. Die lauten Delirien sind verstummt, und niemand kann sagen, ob der Geist des Kranken in leere Nacht versunken ist, oder ob er, fremd und abgewandt dem Zustande des Leibes, in fernen, tiefen, stillen Träumen weilt, von denen kein Laut und kein Zeichen Kunde gibt. Der Körper liegt in grenzenloser Unempfindlichkeit. – Das ist der Zeitpunkt der Entscheidung...

Zu diesem Kapitel schreibt Thomas Mann selbst später an Th. W. Adorno: „...ich habe mich schon früh in einer Art von höherem Abschreiben geübt: z. B. beim Typhus des kleinen Hanno Buddenbrook, zu dessen Darstellung ich den betreffenden Artikel eines Konversationslexikons ungeniert ausschrieb, ihn sozusagen in Verse brachte. Es ist ein berühmtes Kapitel geworden. Aber sein Verdienst besteht nur in einer gewissen Vergeistigung des mechanisch

Angeeigneten (und in dem Trick der indirekten Mitteilung von Hannos Tod) ....." (MANN 1945)

Man kann sich heute das Ausmaß von Seuchen, wie eben vom Typhus, kaum mehr vorstellen, besonders in den wachsenden Städten mit ihren katastrophalen hygienischen Verhältnissen, wie auch in den Kriegen, wo oft mehr Tote an Seuchen zu beklagen waren als an kriegerischer Einwirkung. Auch in Lübeck gab es beinahe jährlich Cholera- und Typhusepidemien mit Hunderten von Fällen, wovon etwa 50% tödlich verliefen. (LINDTKE)

1880, drei Jahre nach Hannos Tod, wurde der Erreger des Bauchtyphus entdeckt, was die Aufklärung des Infektionsweges ermöglichte. Diese Erkenntnisse führten zu Konsequenzen für die öffentliche Hygiene: Die strikte Trennung der Trinkwassergewinnung von der Abwasserentsorgung ist das allerwichtigste bei der Bekämpfung nicht nur des Typhus. Hinzu kommen noch heute gültige Vorschriften der Lebensmittelhygiene.

Schließlich: Wo immer heute eine typhusartige Erkrankung auftritt, was selten ist, kann sie frühzeitig erkannt und mit wirksamen Medikamenten, sog. Antibiotika behandelt werden. Das Vollbild einer Typhuserkrankung, wie sie Thomas Mann beschreibt, gibt es schon lange nicht mehr, und schon gar kein seuchenartiges Auftreten.

Ärzliche und pflegerische Betreuung im 19. Jahrhundert

Krankenpflege

Über die allgemeinen gesundheitlichen Verhältnisse in Lübeck erfährt der Leser in Thomas Manns Roman nichts. Es gab dort immerhin seit 1850 ein allgemeines Krankenhaus mit 80 Betten für medizinisch und chirurgisch Kranke in einem Seitenflügel des einstigen Domkapitelgebäudes. Dies war aber noch kein Krankenhaus im heutigen Sinne, kein Ort medizinischer Hochtechnologie. Das war eher ein Institut der Barmherzigkeit und der Armenpflege. (LINDTKE)

Und selbstverständlich ließen sich die wohlhabenderen Bürger zu Hause pflegen und ärztlich betreuen. Für den Bedarfsfall standen zwei „Pflegedienste" zur Verfügung: Die sogenannten Grauen und die Schwarzen Schwestern, katholische Ordensschwestern die einen, protestantische Diakonissen die anderen, deren Tätigkeit durchaus unterschiedlich beschrieben wird.

(**9**/1) [...]. *„Ich bin überzeugt,"* so Senator Buddenbrook, als 1871 seine Mutter, die alte Konsulin Bethsy, an der Lungenentzündung schwer erkrankt, *„daß die Grauen Schwestern treuer, hingebender, aufopferungsfähiger sind als die Schwarzen. Diese Protestantinnen, das ist nicht das Wahre. Das will sich alles bei erster Gelegenheit verheiraten. ... Kurzum, sie sind irdisch, egoistisch, ordinär. ...Die Grauen sind degagierter, ja, ganz sicher, sie stehen dem Himmel näher. ... Und gerade weil sie mir Dank schulden, sind sie vorzuziehen. Was ist Schwester Leandra uns nicht gewesen, als Hanno Zahnkrämpfe hatte!"* [...]

Und Schwester Leandra kam. Sie legte still ihre kleine Handtasche, ihren Umhang und die graue Haube ab, die sie über der weißen trug, und ging, während der Rosenkranz, der an ihrem Gürtel hing, leise klapperte, mit sanften und freundlichen Worten und Bewegungen an ihre Arbeit. Sie pflegte die verwöhnte und nicht immer geduldige Kranke Tag und Nacht und zog sich dann stumm und fast beschämt über die menschliche Schwäche, der sie unterlag, zurück, um sich von einer anderen Schwester ablösen zu lassen, zu Hause ein wenig zu schlafen und dann zurückzukehren. Denn die Konsulin verlangte beständigen Dienst an ihrem Bette. ... Das ist Intensivpflege im neunzehnten Jahrhundert.

Ärzte

In den Kreisen der Buddenbrooks hatte man einen Hausarzt, der, oft seit langem mit der Familie freundschaftlich verbunden, meist mit einer Jahrespauschale honoriert wurde (LINDTKE). Fachärzte kommen im Roman nicht vor. Bei der Behandlung der akuten Baucherkrankung von Antoinette Buddenbrook 1842 tritt ein Konsiliararzt auf, (**2**/4) ... *ein zweiter, neu hinzugezogener Arzt, ein unter-setzter, schwarzbärtiger, düster blickender Mann,* ... Irgendetwas zur Qualifikation oder Fachrichtung dieses Arztes wird nicht mitgeteilt.

Den Hausarzt Doktor Grabow, einen Mann Mitte Dreißig, (**1**/2) *zwischen dessen spärlichem Backenbart ein langes, gutes und mildes Gesicht lächelte,* erlebt man das erste Mal gleich zu Beginn auf der großen Einweihungsgesellschaft anlässlich des Bezugs des repräsentativen Firmensitzes in der Mengstraße 1835. Als Freund der Familie gehört er natürlich zu den Gästen.

Der siebenjährige Christian hatte zu viel gegessen, (**1**/7) *„Mir ist übel, Mama, mir ist verdammt übel!" wimmerte Christian. [....] „Wenn wir solche Worte gebrauchen, straft uns der liebe Gott mit noch größerer Übelkeit!" Doktor Grabow fühlte den Puls; sein gutes Gesicht schien noch länger und milder geworden zu sein... „Eine kleine Indigestion ... nichts von Bedeutung, - Frau*

Konsulin!" tröstete er. Und dann fuhr er in seinem langsamen, pedantischen Amtstone fort: „Es dürfte das beste sein, ihn zu Bette zu bringen ... ein bißchen Kinderpulver, vielleicht ein Täßchen Kamillentee zum Transpirieren ... und strenge Diät, Frau Konsulin? Wie gesagt, strenge Diät. Ein wenig Taube, - ein wenig Franzbrot." ... „Ich will keine Taube!" rief Christian außer sich. „Ich will niemals wieder etwas essen! Mir ist übel, mir ist verdammt übel!" Das starke Wort schien ihm geradezu Linderung zu bereiten, mit solcher Inbrunst stieß er es hervor.

Doktor Grabow lächelte vor sich hin, mit einem nachsichtigen und beinahe etwas schwermütigen Lächeln. Oh, er würde schon wieder essen, der junge Mann! Er würde leben wie alle Welt. Er würde, wie seine Väter, Verwandten und Bekannten, seine Tage sitzend verbringen und viermal inzwischen so ausgesucht schwere und gute Dinge verzehren. ... Nun, Gott befohlen! Er, Friedrich Grabow, war nicht derjenige, welcher die Lebensgewohnheiten aller dieser braven, wohlhabenden und behaglichen Kaufmannsfamilien umstürzen würde. Er würde kommen, wenn er gerufen würde, und für einen oder zwei Tage strenge Diät empfehlen, - ein wenig Taube, ein Scheibchen Franzbrot ... ja, ja – und mit gutem Gewissen versichern, daß es für diesmal nichts zu bedeuten habe.

Er hatte, so jung er war, die Hand manchen wackeren Bürgers in der seinen gehalten, der seine letzte Keule Rauchfleisch, seinen letzten gefüllten Puter verzehrt hatte und, sei es plötzlich und überrascht in seinem Kontorsessel oder nach einigem Leiden in seinem soliden alten Bett, sich Gott befahl. Ein Schlag hieß es dann, eine Lähmung, ein plötzlicher und unvorhergesehener Tod ... ja, ja, und er, Friedrich Grabow, hätte sie ihnen vorrechnen können, alle die vielen Male, wo es „nichts auf sich gehabt hatte", wo er vielleicht nicht einmal gerufen war, wo nur vielleicht nach Tische, wenn man ins Kontor zurückgekehrt war, ein kleiner merkwürdiger Schwindel sich gemeldet hatte ...

Nun, Gott befohlen! Er, Friedrich Grabow, war selbst nicht derjenige, der die gefüllten Puter verschmähte. Dieser panierte Schinken mit Schalottensauce heute war delikat gewesen, zum Teufel, und dann, als man schon schwer atmete, der Plettenpudding – Makronen, Himbeeren und Eierschaum, ja, ja ... "Strenge Diät, wie gesagt, - Frau Konsulin? Ein wenig Taube, ein wenig Franzbrot..."

Ab 1870 praktiziert in Lübeck der junge Doktor Langhals, ein Angehöriger der Familie Langhals, ein Senator Dr. Langhals und Gattin waren Gäste der Einweihungsgesellschaft 1835 gewesen. Diesen erlebt der Leser zuerst am Krankenbett der alten Konsulin Bethsy Buddenbrook. (**9**/1) *Grabow hatte das ganz leichthin und fast unmerklich arrangiert. Er gedenke, sich über kurz oder lang zur Ruhe zu setzen, hatte er gesagt, und da der junge Langhals berufen sei, seine Praxis zu übernehmen, so mache er - Grabow - sich ein Vergnügen daraus, ihn hie und da schon jetzt heranzuziehen und einzuführen.*

Der neue Doktor, *ein untersetzter, brünetter Herr mit spitzgeschnittenem Bart, aufrecht stehendem Haar, schönen Augen und einem eitlen Gesichtsausdruck* ist dynamisch, wissenschaftlich auf der Höhe seiner Zeit, er macht Injektionen, untersucht sogar das Blut auf Blutarmut, benutzt gewandt die wissenschaftlichen Termini der Pathologischen Anatomie, verwendet das zeitgemäße Spektrum an Medikamenten und versucht seine Patienten zu aktivieren. Kurzum: Doktor Langhals verkörpert eine neue Ärztegeneration.

Sterbebegleitung

(**9**/1) *„Wie lange kann es noch dauern?" fragte Thomas Buddenbrook leise und zog den alten Doktor Grabow in den Hintergrund des Zimmers, während Doktor Langhals gerade irgendeine Injektion an der Kranken vornahm. [...] „Ganz unbestimmt, lieber Herr Senator", antwortete Doktor Grabow. „Ihre Frau*

Mutter kann in fünf Minuten erlöst sein, und sie kann auch noch stundenlang leben. ... ich kann Ihnen nichts sagen. Es handelt sich um das, was man Stickfluß nennt ... ein Ödem. ..."

„Wie furchtbar sie leiden muß!" flüsterte der Senator. *„Nein!"* sagte Doktor Grabow ebenso leise, aber mit ungeheurer Autorität und legte sein langes mildes Gesicht in entschiedene Falten... *„Das täuscht, glauben Sie mir, liebster Freund, das täuscht! Das Bewußtsein ist sehr getrübt... Es sind allergrößten Teils Reflexbewegungen, was Sie da sehen ...Glauben Sie mir."*

Und Thomas antwortete: „Gott gebe es!" - Aber jedes Kind hätte es an den Augen der Konsulin sehen können, daß sie ganz und gar bei Bewußtsein war und alles empfand...
[....]
Die Bewegungen der Kranken hatten zugenommen. Eine schreckliche Unruhe, eine unsägliche Angst und Not, ein unentrinnbares Verlassenheits- und Hilflosigkeitsgefühl ohne Grenzen mußte diesen dem Tode ausgelieferten Körper vom Scheitel bis zur Sohle erfüllen. [....]

Um vier Uhr ward es schlimmer und schlimmer. Man stützte die Kranke und trocknete ihr den Schweiß von der Stirn. Die Atmung drohte gänzlich zu versagen, und die Ängste nahmen zu. „Etwas zu schlafen!" brachte sie hervor. „Ein Mittel!"... Aber man war weit davon entfernt, ihr etwas zu schlafen zu geben.
Plötzlich begann sie wieder zu antworten, auf etwas, was die anderen nicht hörten, wie sie es schon einmal getan hatte. „Ja, Jean, nicht lange mehr...!"
Und gleich darauf: Ja, liebe Clara, ich komme...!
Und dann begann der Kampf aufs neue... War es noch ein Kampf mit dem Tode? Nein, sie rang jetzt mit dem Leben um den Tod. „Ich will gerne..."

keuchte sie..., „ich kann nicht ... was zu schlafen! ...Meine Herren, aus Barmherzigkeit! was zu schlafen!"

[....] Aber die Ärzte kannten ihre Plicht. Es galt unter allen Umständen, dieses Leben den Angehörigen solange wie möglich zu erhalten, während ein Betäubungsmittel sofort ein widerstandsloses Aufgeben des Geistes bewirkt haben würde. Ärzte waren nicht auf der Welt, den Tod herbeizuführen, sondern das Leben um jeden Preis zu konservieren. Dafür sprachen außerdem gewisse religiöse und moralische Gründe, von denen sie auf der Universität sehr wohl gehört hatten, wenn sie ihnen im Augenblick auch nicht gegenwärtig waren ... Sie stärkten im Gegenteil mit verschiedenen Mitteln das Herz und brachten durch Brechreiz mehrere Male eine momentane Erleichterung hervor.

Ärzte von heute haben ein unvergleichlich besseres Arsenal an Möglichkeiten zur Verfügung, aber auch heute noch kann der Grat zwischen ärztlicher Sterbebegleitung und unerlaubter Sterbehilfe ein sehr schmaler sein.

Die Nerven

Thomas Buddenbrook durchlebt schwere Zeiten, die Geschäfte gehen, gelinde ausgedrückt, schlecht, das Ehrenamt als Senator bereitet Stress und Ärger, die Ehefrau gibt Veranlassung zumindest zu eifersüchtigen Gefühlen und der einzige Sohn erweist sich zunehmend als ungeeignet, irgendwann einmal die Firma fortzuführen.

(**10**/5) ... *Denn es war an dem, daß Thomas Buddenbrook, achtundvierzig Jahre alt, seine Tage mehr und mehr als gezählt betrachtete und mit seinem nahen Tode zu rechnen begann. Sein körperliches Befinden hatte sich verschlechtert, Appetit- und Schlaflosigkeit, Schwindel und jene Schüttelfröste, zu denen er* *immer geneigt hatte, zwangen ihn mehrere Male, Doktor Langhals zu Rate zu*

ziehen. Aber er gelangte nicht dazu, des Arztes Verordnungen zu befolgen. [....]

„Sehen Sie, Doktor, mir die Zigaretten zu verbieten, ist Ihre Pflicht, eine sehr

leichte und angenehme Pflicht, wahrhaftig! Das Verbot innezuhalten, ist meine

Sache, dabei dürfen Sie zusehen... Nein, wir wollen zusammen an meiner

Gesundheit arbeiten, aber die Rollen sind zu ungerecht verteilt, mir fällt ein zu

großer Anteil an dieser Arbeit zu! Lachen Sie nicht ... Das ist kein Witz ... Man

ist so fürchterlich allein ... Ich rauche. Darf ich bitten!" und er präsentierte ihm

sein Tula-Etui ...

Alle seine Kräfte nahmen ab; was sich in ihm verstärkte, war allein die

Überzeugung, daß dies alles nicht mehr lange währen könne und daß sein

Hintritt nahe bevorstehe. Es kamen ihm seltsame und ahnungsvolle

Vorstellungen. Einige Male befiel ihn bei Tische die Empfindung, daß er schon

nicht mehr eigentlich mit den Seinen zusammensitze, sondern, in eine gewisse,

verschwommene Ferne entrückt, zu ihnen herüberblicke...

*(**10**/6) Im Herbst sagte Doktor Langhals, indem er seine Augen spielen ließ wie*

eine Frau: „Die Nerven, Herr Senator... an allem sind bloß die Nerven schuld.

Und hie und da läßt auch die Blutzirkulation zu wünschen übrig. Darf ich mir

einen Ratschlag erlauben? Sie sollten sich dieses Jahr noch ein bißchen

ausspannen! Diese paar Seeluft-Sonntage im Sommer haben natürlich nicht viel

vermocht...Wir haben Ende September, Travemünde ist noch in Betrieb, es ist

noch nicht vollständig entvölkert. Fahren Sie hin, Herr Senator, und setzen Sie

sich noch ein wenig an den Strand. Vierzehn Tage oder drei Wochen reparieren

schon manches." Und Thomas Buddenbrook sagte Ja und Amen hierzu.

Doktor Langhals konnte nicht vorhersehen, dass sich der ungeliebte Bruder Christian als Reisebegleiter aufdrängen würde, er hätte aber wissen können, dass um diese Jahreszeit noch zahlreiche Suitiers, Lebemänner der Lübecker Gesellschaft, in Travemünde weilten. So konnte der Senator hier weder Ruhe noch Erholung finden, schon gar nicht Distanz zu seinen Problemen gewinnen.

Die Schwester Tony kommt hie und da zu Besuch: (**10**/6) *„Breite Wellen ..."*, *sagte Thomas Buddenbrook.* *„Wie sie daherkommen und zerschellen, daherkommen und zerschellen, eine nach der anderen, endlos, zwecklos, öde und irr. Und doch wirkt es beruhigend und tröstlich, wie das Einfache und Notwendige. Mehr und mehr habe ich die See lieben gelernt... vielleicht zog ich ehemals das Gebirge nur vor, weil es in weiterer Ferne lag. Jetzt möchte ich nicht mehr dort hin. Ich glaube, daß ich mich fürchten und schämen würde. Es ist zu willkürlich, zu unregelmäßig, zu vielfach... sicher, ich würde mich allzu unterlegen fühlen.*

Was für Menschen es wohl sind, die der Monotonie des Meeres den Vorzug geben? Mir scheint, es sind solche, die zu lange in die Verwicklungen der innerlichen Dinge hineingesehen haben, um nicht wenigstens von den äußeren vor allem eins verlangen zu müssen: Einfachheit... Es ist das wenigste, daß man tapfer umhersteigt im Gebirge, während man am Meer still im Sande ruht. Aber ich kenne den Blick, mit dem man dem einen, und jenen, mit dem man dem andern huldigt. Sichere, trotzige, glückliche Augen, die voll von Unternehmungslust, Festigkeit und Lebensmut, schweifen von Gipfel zu Gipfel; aber auf der Weite des Meeres, das mit diesem mystischen und lähmenden Fatalismus seine Wogen heranwälzt, träumt ein verschleierter, hoffnungsloser und wissender Blick, der irgendwo einstmals tief in traurige Wirrnisse sah ... Gesundheit und Krankheit, das ist der Unterschied. Man klettert keck in die wundervolle Vielfachheit der zackigen, ragenden, zerklüfteten Erscheinungen hinein, um seine Lebenskraft zu erproben, von der noch nichts verausgabt wurde. Aber man ruht an der weiten Einfachheit der äußeren Dinge, müde wie man ist von der Wirrnis der inneren. "

Tony fühlt sich unangenehm berührt, schämt sich insgeheim für ihren Bruder und denkt: *„Dergleichen sagt man doch nicht!".*

Psychologie und Psychiatrie waren in jenen Zeiten noch wenig entwickelte Disziplinen. Erschöpfungssyndrom, Midlife-Crisis, Burnout oder Depression waren damals noch unbekannte Begriffe. (BERG) *„Die Nerven"*, sagte Doktor Langhals, *„an allem sind bloß die Nerven schuld. "*

Nebenbei erfährt der Leser von anderen Symptomen, die durchaus den Erschöpfungszustand und die Appetitlosigkeit erklären. 25jährig war Thomas während eines Aufenthalts zur Pflege geschäftlicher Beziehungen in Amsterdam (**4**/7) *an einer Lungenblutung erkrankt; durch einen Brief des Herrn van der Kellen* (4) *war der Vater von dem Unglücksfall benachrichtigt worden. Er hatte die Geschäfte in den bedächtigen Händen seines Prokuristen zurückgelassen und war auf dem kürzesten Wege nach Amsterdam geeilt. Es hatte sich erwiesen, daß die Erkrankung seines Sohnes keine unmittelbare Gefahr in sich schließe, daß aber eine Luftkur im Süden, in Südfrankreich, dringend ratsam sei, [...].*

Wenn jetzt, 23 Jahre später, von *jenen Schüttelfrösten, zu denen er schon immer geneigt hatte,* berichtet wird, so besteht der dringende Verdacht auf eine dahinschwelende, nicht ausgeheilte Lungentuberkulose, damals eine allgegenwärtige Erkrankung.

Intensivtherapie bei Typhus

(**11**/3) *Ein tüchtiger Arzt von soliden Kenntnissen, wie, um einen Namen zu nennen, Doktor Langhals, [....] wird über die Maßregeln, die zu treffen, die Mittel, die anzuwenden, nicht in Zweifel sein. Er wird für ein möglichst großes, oft gelüftetes Krankenzimmer sorgen, dessen Temperatur siebenzehn Grad nicht übersteigen darf. Er wird auf äußerste Sauberkeit dringen und auch durch immer erneutes Ordnen des Bettes den Körper, solange dies irgend möglich - in gewissen Fällen ist es nicht lange möglich -, vor dem Wundliegen zu schützen suchen. Er wird eine beständige Reinigung der Mundhöhle mit nassen Leinwandläppchen veranlassen, wird, was die Arzneien betrifft, sich einer Mischung von Jod und Jodkalium bedienen, Chinin und Antipyrin verschreiben und, vor allem, da der Magen und die Gedärme schwer in Mitleidenschaft gezogen sind, eine äußerst leichte und äußerst kräftigende Diät verordnen. Er wird das zehrende Fieber durch Bäder bekämpfen, durch Vollbäder, in die der Kranke oft, jede dritte Stunde, ohne Unterlaß, bei Tag und Nacht hineinzutragen ist, und die vom Fußende der Wanne aus langsam zu erkälten sind. Und nach einem jeden Bade wird er rasch etwas Stärkendes und Anregendes, Kognak, auch Champagner verabreichen...*

Alle diese Mittel aber gebraucht er durchaus aufs Geratewohl, für den Fall gleichsam nur, daß sie überhaupt von irgendeiner Wirkung sein können, unwissend darüber, ob ihre Anwendung nicht jedes Wertes, Sinnes und Zweckes entbehrt.

Energische Temperatursenkung bei Typhus und anderen hochfieberhaften Infektionskrankheiten durch Kaltwasserbehandlung war seit Mitte der sechziger Jahre Standard in den wenigen großen Kliniken jener Zeit (BRAND in SUDHOFF). Im Privathaus war eine solche Therapie war wohl nur unter den optimalen

Wohn- und Lebensbedingungen der führenden Gesellschaftsschichten damaliger Zeit möglich. Nur gut, dass es den Typhus als Seuche und das Vollbild der Typhuserkrankung heutzutage nicht mehr gibt.

Zwei Langzeitkrankengeschichten

Hanno, Umstände seiner Geburt und weitere Entwicklung

Frühjahr 1858: (**6**/7) *Eine dritte Sorge aber bestand darin, daß auch hier, an Ort und Stelle selbst, für das Fortleben des Familiennamens noch immer keine Sicher-heit gegeben war. Gerda behandelte diese Frage mit einem souveränen Gleichmut, der einer degoutierten Ablehnung äußerst nahe kam. Thomas verschwieg seinen Kummer. Die alte Konsulin aber nahm die Sache in die Hand und zog Grabow beiseite. „Doktor, unter uns, da muß endlich etwas geschehen, nicht wahr? Ein bißchen Bergluft in Kreuth und ein bißchen Seeluft in Glücksburg oder Travemünde scheint da nicht anzuschlagen. Was meinen Sie…" Und Grabow, weil sein angenehmes Rezept: „Strenge Diät; ein wenig Taube, ein wenig Franzbrot" in diesem Falle doch wohl wieder einmal nicht energisch genug eingegriffen haben würde, verordnete Pyrmont und Schlangenbad…*

Endlich: Taufe! (**7**/1) *Und nun, da der Frühling gekommen, der Frühling des Jahres 61, nun ist er da und empfängt das Sakrament der heiligen Taufe , er, auf dem längst so viele Hoffnungen ruhen, von dem längst so viel gesprochen, der seit langen Jahren erwartet, ersehnt worden, den man von Gott erbeten und um den man Doktor Grabow gequält hat… er ist da und sieht ganz unscheinbar aus.*

Er lebt, und daß es ein Knabe ist, das war vor vier Wochen die eigentliche Freude. Er lebt, und es könnte anders sein. Der Konsul wird niemals den

Händedruck vergessen, mit dem der gute Doktor Grabow, als er vor vier Wochen Mutter und Kind verlassen konnte, zu ihm gesagt hat: „Seien Sie dankbar, lieber Freund, es hätte nicht viel gefehlt..." Der Konsul hat nicht zu fragen gewagt, woran nicht viel gefehlt hätte.

(__7__/5) Als ein stilles und wenig kräftiges Kinde war er zur Welt gekommen, und bald nach der Taufe hatte ein nur drei Tage dauernder Anfall von Brechdurchfall beinahe genügt, sein mit Mühe in Gang gebrachtes kleines Herz endgültig stillstehen zu lassen. Er blieb am Leben, und der gute Doktor Grabow traf nun, mit der sorgfältigsten Ernährung und Pflege, Vorkehrungen gegen die drohenden Krisen des Zahnens. Kaum aber wollte die erste weiße Spitze den Kiefer durchbrechen, als auch schon die Krämpfe sich einstellten, um sich dann stärker und einige Male in Entsetzen erregender Weise zu wiederholen. Wieder kam es dahin, daß der alte Arzt den Eltern nur noch wortlos die Hände drückte ... Das Kind lag in tiefster Erschöpfung, und der stiere Seitenblick der tief umschatteten Augen deutete auf eine Gehirnaffektion. Das Ende schien fast wünschenswert. Dennoch gelangte Hanno wieder zu einigen Kräften, sein Blick begann die Dinge zu fassen, und wenn auch die überstandenen Strapazen seine Fortschritte im Sprechen und Gehen verlangsamten, so gab es nun doch keine unmittelbare Gefahr mehr zu fürchten.

(__8__/7) Hannos Gesundheit war immer sehr zart gewesen. Besonders seine Zähne hatten von jeher die Ursache von mancherlei schmerzhaften Störungen und Beschwerden ausgemacht. [....] Jetzt, zur Zeit des Zahnwechsels waren die Leiden noch größer. Schmerzen kamen, die fast über Hannos Kräfte gingen, und schlaflos, unter leisem Stöhnen und Weinen in einem matten Fieber, das keine andere Ursache als eben den Schmerz hatte, verbrachte er die Nächte. Die Zähne, die äußerlich so schön und weiß wie die seiner Mutter, dabei aber außerordentlich weich und verletzlich waren, wuchsen falsch, sie bedrängten

einander, und damit allen diesen Übelständen gesteuert würde, mußte der kleine Johann einen furchtbaren Menschen in sein junges Leben eintreten sehen: Herrn Brecht, den Zahnarzt Brecht in der Mühlenstraße ...

Man versicherte dem kleinen Johann, daß dieser Mann viel Gutes tue und ihn vor vielen noch größeren Schmerzen bewahre; aber wenn Hanno die Pein, die Herr Brecht ihm zugefügt, mit dem positiven und fühlbaren Vorteil verglich, den er ihm verdankte, so überwog die erstere zu sehr, als daß er nicht alle diese Besuche in der Mühlenstraße zu den schlimmsten aller unnützen Qualen hätte rechnen müssen. Im Hinblick auf die Weisheitszähne, die dermaleinst kommen würden, mußten vier Backenzähne, die soeben weiß, schön und noch vollkommen gesund herangewachsen waren, entfernt werden, und das nahm, da man das Kind nicht überanstrengen wollte, vier Wochen in Anspruch. Was für eine Zeit! Diese langgezogene Marter, in der schon die Angst vor dem Bevorstehenden wieder einsetzte, wenn noch die Erschöpfung nach dem Überstandenen herrschte, ging zu weit. Als der letzte Zahn gezogen war, lag Hanno acht Tage lang krank, und zwar aus reiner Ermattung.

Übrigens beeinflußten diese Zahnbeschwerden nicht nur seine Gemütsstimmung, sondern auch die Funktionen einzelner Organe. Die Behinderungen beim Kauen hatten immer wieder Verdauungsstörungen, ja auch Anfälle von gastrischem Fieber zur Folge, und diese Magenverstimmungen standen im Zusammenhange mit vorübergehenden Anfällen von verstärktem oder geschwächtem unregelmäßigem Herzschlag und Schwindelgefühlen. Bei alldem bestand unvermindert, ja verstärkt, das seltsame Leiden fort, das Doktor Grabow „pavor nocturnus" nannte. Kaum eine Nacht verging, ohne daß der kleine Johann ein- oder zweimal emporfuhr und händeringend, mit allen Anzeichen der unerträglichsten Angst nach Hilfe oder Erbarmen rief, als stände er in Flammen, als wollte man ihn erwürgen, als geschähe etwas unsäglich

Grauenhaftes ... Am Morgen wußte er nichts mehr von allem. – Doktor Grabow suchte dieses Leiden mit einem abendlichen Trunk von Heidelbeersaft zu behandeln; allein das half gar nichts.

Aber es ist nicht nur der Zahnarzt, der dem kleinen Hanno Angst macht. Die Anforderungen in der Schule, rabaukenhafte Altersgenossen, die Hanno seine Schwäche fühlen lassen, die Erwartungen, die der Vater in den Sohn als Firmenerben setzt, denen Hanno nicht genügen kann, all das ängstigt den Jungen Tag und Nacht.

Tante Tony, des Vaters Schwester, kommt spätabends über einen solchen Anfall zu. Sie hat dazu natürlich eine Meinung und tut dieselbe der Kinderfrau (5) kund:

(**8**/3) *„Das muß an ihm zehren, glaube mir. Man sollte einmal ernstlich mit Grabow sprechen ... Aber das ist es eben", [...] „Grabow wird alt, und, abgesehen davon: so herzensgut er ist, er ist ein Biedermann, ein wirklich braver Mensch ... was seine Eigenschaften als Arzt betrifft, so halte ich nicht grade große Stücke auf ihn, Ida, Gott verzeihe mir, wenn ich mich in ihm täusche. ... So zum Beispiel mit Hannos Unruhe, seinem Auffahren bei Nacht, seinen Angstanfällen im Traume. ... Grabow weiß es, und alles, was er tut, ist, daß er uns einen lateinischen Namen nennt: pavor nocturnus, ja, lieber Gott, das ist sehr belehrend. ... Nein, er ist ein lieber Mann, ein guter Hausfreund, alles; aber ein Licht ist er nicht. Ein bedeutender Mensch sieht anders aus und zeigt schon in der Jugend, daß etwas an ihm ist. Grabow hat die Zeit von Achtundvierzig miterlebt; er war ein junger Mann damals. Aber meinst du, daß er sich jemals erregt hat – über die Freiheit und die Gerechtigkeit und den Umsturz von Privilegien und Willkür? [....] Er hat immer sein langes, mildes Gesicht gehabt, und nun verordnet er Taube und Franzbrot und, wenn der Fall ernst ist, einen Eßlöffel Altheesaft ... Gute Nacht, Ida ... Ach nein, ich glaube, da gibt es ganz andere Ärzte!*

Hierzu drei Anmerkungen:

1.: Eine Person aus konservativen Kreisen beklagt, daß der Hausarzt nie revolutionären Ideen angehangen hat.

2.: Heutige Psychiatrie sieht nächtliche Pavoranfälle undramatisch: „Bei Kindern und Jugendlichen ist die Aufklärung der Familie über die Harmlosigkeit des Phänomens therapeutisch ausreichend" liest man in einem modernen Lehrwerk der Psychiatrie (FRAUENKNECHT).

3.: Wo immer die Ursachen für irgendwelche Beschwerden liegen, der Arzt muss Abhilfe schaffen, das ist auch heute noch so.

(**10**/2) *Hanno, nun elfjährig, war zu Ostern, [...], mit genauer Not und zwei Nachprüfungen, im Rechnen und in der Geographie, nach Quarta versetzt worden.*

Wie man von Doktor Langhals erfuhr, der jetzt die Praxis von Doktor Grabow gänzlich übernommen hatte und Hausarzt bei Buddenbrooks war, hatte Hanno's unzulänglicher Kräftezustand sowie die Blässe seiner Haut ihren triftigen Grund, und dieser bestand darin, daß der Organismus des Kleinen leider die so wichtigen roten Blutkörperchen in nicht genügender Zahl produzierte. Dieser Unzuträglichkeit zu steuern gab es ein Mittel, ein ganz vortreffliches, das Doktor Langhals in großen Mengen verordnete: Lebertran, guter, gelber, fetter, dickflüssiger Dorschlebertran, der aus einem Porzellanlöffel zweimal täglich zu nehmen war; und auf entschiedenen Befahl des Senators sorgte Ida Jungmann mit liebevoller Strenge dafür, daß dies pünktlich geschah. Anfangs zwar erbrach sich Hanno nach jedem Löffel, und sein Magen schien den guten Dorschlebertran nicht beherbergen zu können; aber er gewöhnte sich daran, [...]. Irrtum der Wissenschaft, um welche Form von Blutarmut es sich auch handelt, Lebertran hilft bei keiner!

Alle übrigen Beschwerden waren ja nur Folgeerscheinungen dieses Mangels an roten Blutkörperchen, „sekundäre Erscheinungen“ wie Doktor Langhals sagte, indem er seine Fingernägel besah. Allein auch diesen sekundären Erscheinungen mußte unnachsichtig zu Leibe gegangen werden. Um die Zähne zu behandeln, zu füllen und gegebenenfalls zu extrahieren, dazu wohnte Herr Brecht mit seinem Josephus in der Mühlenstraße, und um die Verdauung zu regulieren, gab es Rizinusöl auf der Welt, gutes, dickes silberblankes Rizinusöl, welches, aus einem Eßlöffel genommen, wie ein schlüpfriger Molch durch die Kehle glitschte, und das man drei Tage lang roch, schmeckte, im Schlunde spürte, wo man ging und stand ... Ach warum war das alles doch so unüberwindlich widerlich?

Ein einziges Mal – Hanno hatte recht krank zu Bette gelegen, und sein Herz hatte sich besondere Unregelmäßigkeiten zuschulden kommen lassen – war Doktor Langhals mit einer gewissen Nervosität zur Verschreibung eines Mittels geschritten, das dem kleinen Johann Freude gemacht und ihm so unverschämt wohlgetan hatte: und das waren Arsenikpillen gewesen (6). *Hanno fragte in der Folge oftmals danach, von einem beinahe zärtlichen Bedürfnis nach diesen kleinen, süßen, beglückenden Pillen getrieben. Aber er erhielt sie nicht mehr.*

Lebertran und Rizinusöl waren gute Dinge, aber darin war Doktor Langhals vollständig mit dem Senator einig, daß sie allein nicht hinreichten, den kleinen Johann zu einem tüchtigen und wetterfesten Mann zu machen, wenn er selbst nicht das Seine dazu täte. Da waren zum Beispiel, geleitet von dem Turnlehrer Fritsche, die „Turnspiele“, die zur Sommerzeit allwöchentlich draußen auf dem Burgfelde veranstaltet wurden und der männlichen Jugend der Stadt Gelegenheit gaben, Mut, Kraft, Gewandtheit und Geistesgegenwart zu zeigen und zu pflegen.

Es war nicht anders mit dem Schlittschuhlaufen zur Winterszeit und mit dem Baden in der hölzernen Anstalt des Herrn Asmussen, unten am Fluß, im Sommer ... „Baden! Schwimmen!" hatte Doktor Langhals gesagt. „Der Junge muß baden und schwimmen!" Und der Senator war vollständig damit einverstanden gewesen. Was aber hauptsächlich Hanno veranlaßte, sich vom Baden sowohl wie vom Schlittschuhlaufen und den „Turnspielen", sobald es nur immer anging, fernzuhalten, war der Umstand, daß die beiden Söhne des Konsuls Hagenström, [....], es auf ihn abgesehen hatten und, [...], keine Gelegenheit versäumten, ihn mit ihrer Stärke zu demütigen und zu quälen.

*(**10**/3) Seit manchem Jahr hatten Buddenbrooks sich der weiteren sommerlichen Reisen entwöhnt, die ehemals üblich gewesen waren, [....]. Daß aber Gerda, der kleine Johann und Fräulein Jungmann alljährlich für die Dauer der Sommerferien ins Kurhaus von Travemünde übersiedelten, war hauptsächlich Hanno's Gesundheit wegen die Regel geblieben. Sommerferien an der See! Begriff wohl irgend jemand weit und breit, was für ein Glück das bedeutete?*

Und dann begann der Tag, der erste dieser ... achtundzwanzig Tage, die anfangs wie eine ewige Seligkeit erschienen und, waren die ersten vorüber, so verzweifelt schnell verrannen.

Sein Gesicht und seine Hände waren von der Seeluft gebräunt; aber wenn man mit diesem Badeaufenthalt den Zweck verfolgt hatte, ihn härter, energischer, frischer und widerstandsfähiger zu machen, so war man jämmerlich fehlgegangen, von dieser hoffnungslosen Wahrheit war er ganz erfüllt.

Drei oder vier Tage nach der Rückkehr in die Stadt erschien der Hausarzt Doktor Langhals in der Fischergrube, um die Wirkungen des Bades festzustellen. Nach-dem er eine längere Konferenz mit der Senatorin gehabt, ward Hanno vorgeführt, um sich, halb entkleidet, einer eingehenden Prüfung zu unterziehen – seines Status praesens, wie Doktor Langhals sagte, indem er seine Fingernägel besah. Er untersuchte Hanno's spärliche Muskulatur, die Breite seiner Brust und die Funktion seines Herzens, ließ sich über alle seine Lebensäußerungen Bericht erstatten, nahm schließlich vermittels einer Nadelspitze einen Blutstropfen aus Hanno's schmalem Arm, um zu Hause eine Analyse vorzunehmen, und schien im allgemeinen wieder nicht recht befriedigt.

„Nun, der Effekt der Bäder und der guten Luft wird schon noch nachkommen … schon noch nachkommen!" sagte er, indem er dem kleinen Johann auf die Schulter klopfte, ihn von sich schob und mit einem Kopfnicken gegen die Senatorin und Ida Jungmann – dem überlegenen, wohlwollenden und ermunternden Kopfnicken des wissenden Arztes, an dessen Augen und Lippen man hängt – sich erhob und die Konsultation beendete …

1875 erleben wir die Real-Untersekundaner Hanno und seinen Freund Kai, den kleinen etwas abgerissenen Grafen Mölln auf dem Schulhof.

(**11**/2) *„Seit mein Vater tot ist, haben Herr Stefan Kistenmacher (7) und Pastor Pringsheim es übernommen, mich täglich zu fragen, was ich werden will. Ich weiß es nicht. Ich kann nichts antworten. Ich kann nichts werden. Ich fürchte mich vor dem Ganzen …"*

„Nein wie kann man so verzagt sein! Du mit deiner Musik…" „Was ist mit meiner Musik, Kai? Es ist nichts damit. Soll ich umherreisen und spielen? Erstens würden sie mir es nicht erlauben, und zweitens werde ich nie genug dazu können. Ich kann beinahe nichts, ich kann nur ein bißchen phantasieren, wenn ich allein bin. Und dann stelle ich mir das Umherreisen auch schrecklich vor. Mit dir ist das anders. Du hast mehr Mut. [….] Ich kann das nicht. Ich werde so müde davon. Ich möchte schlafen und nichts mehr wissen. Ich möchte sterben, Kai! … Nein, es ist nichts mit mir. Ich kann nichts wollen. Ich will nicht

einmal berühmt werden. Ich habe Angst davor, genau, als wäre ein Unrecht dabei. Es kann nichts aus mir werden, sei sicher. [...]"

Thomas Mann beschreibt hier eine Depression im Jugendalter, ohne dass ihm klar ist, daß es sich dabei um eine Krankheit handelt. Das Wissen darüber, dass Depressionen auch bei Kindern und Jugendlichen vorkommen, fand etwas zögerlich Eingang in ärztliches und pädagogisches Bewusstsein. Der Kinderpsychiater Prof. Michael SCHULTE-MARKWORT (Hamburg) hat dazu gerade ein Buch unter dem Titel „Burnout-Kids" vorgelegt.

Christian Buddenbrook – ein Lebensweg in die Anstalt

Christian Buddenbrook, der anfänglich kleine Christian, der zu viel vom Plettenpudding gefuttert hatte, der Bruder von Thomas und Tony, Hannos Onkel, galt schon als siebenjähriger als *Tausendsassa*, als *witzig und brillant veranlagt*. Früh zeigte sich seine Vorliebe fürs Theater. Als vierzehnjähriger Gymnasiast verehrte er einer jungen Bühnenschauspielerin während der Pause in ihrer Garderobe ein Blumenbuquett. Die Sache sprach sich rum in einschlägigen Lübecker Kreisen. (**2/6**) Konsul Buddenbrook, vom Schuldirektor über diesen Vorgang in Kenntnis gesetzt, war geradezu geschlagen. „*Das ist unser Sohn, so entwickelt er sich...*" „*[....] Er geht zu dieser Person! Er gibt sein Taschengeld aus für diese Lorette* (8). *Er weiß es nicht, nein; aber die Neigung zeigt sich!* ...

„*Werde was Ordentliches*", hatte ihm der Großvater auf dem Sterbebett gesagt. Er hätte Jurist, Arzt, Theologe, Ingenieur, alles werden können, er ging den Weg des geringsten Aufwands und wählte den kaufmännischen Beruf. Aber es fehlte ihm an Konstanz bei der Arbeit und an Seriösität in der Einstellung.

Kaufmännische Werte und Pflichten bedeuteten ihm nichts. So beinhaltete diese Berufswahl zugleich sein lebenslanges Scheitern.

Seit seiner Jugend litt er jahrzehntelang unter wenig nachfühlbaren Körpersensationen, Schluck- und Atembeschwerden, einer unbestimmten Qual in seiner linken Seite und Lähmungsgefühlen, die durch eine schmerzhafte Verkürzung aller Nervenbahnen der linken Körperhälfte bedingt sein sollten.

(**6**/2) Doktor Grabow wurde zu Rate gezogen, er rezeptierte zur Erleichterung des Schluckens eine Salbe für die Kaumuskulatur, und ... *stellte fest, daß Herz und Lunge recht kräftig arbeiteten, daß aber der gelegentliche Atemmangel auf eine gewisse Trägheit gewisser Muskeln zurückzuführen sei, und verordnete zur Erleichterung der Respiration erstens den Gebrauch eines Fächers, zweitens ein grünliches Pulver, das man entzünden und dessen Rauch man einatmen mußte.*

Wegen eines akuten Gelenkrheumatismus war Christian 1866 in Hamburg im Krankenhaus und späterhin zur Nachbehandlung in Bad Oeynhausen. (**8**/1) Seit seiner Heimkehr bewohnte er wie ehemals ein Zimmer am Korridor der ersten Etage im Haus seiner Mutter. Das Hauspersonal übersah *diesen beschäftigungslosen Geschichtenerzähler, der abwechselnd albern und elend war* und *vernachlässigte ganz einfach seine Bedürfnisse.*

Auch war sein Äußeres kaum dasjenige eines Mannes, der erst am Ende der Dreißiger steht. Sein Schädel war vollständig entblößt; nur am Hinterkopf und an den Schläfen stand noch ein wenig seines dünnen, rötlichen Haares, und seine kleinen, runden Augen, die mit unruhigem Ernst umherschweiften, lagen tiefer als jemals in ihren Höhlen. Gewaltiger aber auch und knochiger als jemals sprang seine große, gehöckerte Nase zwischen den hageren und fahlen Wangen hervor, über dem dichten, rotblonden Schnurrbart, der den Mund überhing... Und die Hose aus durablem und elegantem englischen Stoff umschlotterte seine dürren, gekrümmten Beine.

(__10__/6) Das Trugbild eines Mannes, der in der Dämmerung auf seinem Sofa saß und ihm zunickte, hatte sich erfreulicherweise nicht wiederholt. Aber mit der periodischen „Qual" in seiner linken Seite war es womöglich noch schlimmer geworden, und Hand in Hand mit ihr ging eine große Anzahl anderer Unzuträglichkeiten, die Christian sorgfältig beobachtete und mit krauser Nase schilderte, wo er ging und stand. Oftmals, wie schon früher, versagten beim Essen seine Schluckmuskeln, so daß er, den Bissen im Halse, dasaß und seine kleinen , runden, tiefliegenden Augen wandern ließ. Oftmals, wie schon früher, litt er an dem unbestimmten, aber unbesiegbaren Furchtgefühl vor einer plötzlichen Lähmung seiner Zunge, seines Schlundes, seiner Extremitäten, ja sogar seines Denkvermögens. Zwar wurde nichts an ihm gelähmt; aber war nicht die Furcht davor beinahe noch schlimmer? Er erzählte ausführlich, wie er eines Tages, als er sich den Tee bereitete, das brennende Zündholz statt über den Kochapparat über die offene Spiritusflasche gehalten habe, so daß beinahe nicht nur er selbst, sondern auch die übrigen Hausbewohner, ja, vielleicht auch die der Nachbar-häuser, auf fürchterliche Weise umgekommen wären... Dies ging zu weit. Was er aber mit besonderer Ausführlichkeit, Eindringlichkeit und Anstrengung, sich ganz verständlich zu machen, beschrieb, war eine scheußliche Anomalie, die er in letzter Zeit an sich wahrgenommen habe und die darin bestand, daß er an gewissen Tagen, das heißt bei gewisser Witterung und Gemütsverfassung, kein offenes Fenster sehen konnte, ohne von dem gräßlichen und durch nichts gerechtfertigten Drange befallen zu werden, hinauszuspringen ... einem wilden und kaum unterdrückbaren Triebe, einer Art von unsinnigem und verzweifelten Übermut! Eines Sonntags, als die Familie in der Fischergrube speiste, beschrieb er , wie er unter Aufbietung aller moralischen Kräfte auf

Händen und Füßen habe zum offenen Fenster kriechen müssen, um es zu schließen ... Hier aber schrie alles auf, und niemand wollte ihm weiter zuhören.

Diese und ähnliche Dinge konstatierte er mit einer gewissen schauerlichen Genugtuung. Was er aber nicht beobachtete und nicht feststellte, was ihm unbewußt blieb und sich darum beständig verschlimmerte, war der sonderbare Mangel an Taktgefühl, der ihm mit den Jahren immer mehr zu eigen geworden war.

1876 heiratete Christian in Hamburg die Schauspielerin Aline Puvogel, deren drittes Kind von ihm sein sollte. (**11**/1) *Die Ehe schien sein Befinden nicht günstig beeinflußt zu haben. Unheimliche Wahnideen und Zwangsvorstellungen hatten sich bei ihm in verstärktem Maße wiederholt, und auf Veranlassung seiner Gattin und eines Arztes hatte er sich nunmehr in eine Anstalt begeben. Er war nicht gern dort, schrieb lamentierende Briefe an die Seinen und gab dem heftigen Wunsche Ausdruck, aus dieser Anstalt, in der man ihn sehr streng zu behandeln schien, wieder befreit zu werden. Aber man hielt ihn fest, und das war wohl das Beste für ihn.* (**11**/4) *Seiner Gattin war der gegenwärtige Zustand allzu angenehm, sie war, wie Frau Permaneder behauptete, mit dem Arzte im Bunde, und voraussichtlich würde Christian seine Tage in der Anstalt beschließen.*

Jahrzehnte später hat die Medizin die hier von Thomas Mann beschriebene Symptomatik, skurrile Körpersensationen, zu denen sich nach Jahren bis Jahrzehnten Wahnvorstellungen und Halluzinationen hinzugesellen, als eigenständige Krankheit erkannt, als sogenannte coenästhetische Schizophrenie. Diese ist heutzutage gut therapierbar und bedingt keinesfalls dauerhafte Unterbringung in einer psychiatrischen Anstalt (BERGER) (9).

Die *Buddenbrooks* im medizinhistorischen Kontext

Zu Beginn des 19. Jahrhunderts ist die Heilkunde noch weithin in der Vorstellungswelt des Mittelalters befangen. Die auf Galen und Paracelsus zurückgehende Humoralpathologie liegt „noch ganz im Trend". (HACH/HACH-WUNDERLE) 1799 veröffentlicht der Philosoph Friedrich Wilhelm Josef Schelling den „Entwurf eines Systems der Naturphilosophie". Hier verknüpft er erstmals Erkenntnisse der aufstrebenden Naturwissenschaften mit der Vorstellungswelt der Philosophie. Dem Gedankenexperiment der Geisteswissenschaft wird, wenn auch etwas zögerlich, das empirische Experiment der Naturwissenschaft zur Seite gestellt. Schellings Naturphilosophie wird weithin zur Grundlage medizinischen Denkens und ärztlichen Handelns im frühen 19. Jahrhundert (ROTHSCHUH, zitiert nach ANSCHÜTZ).

1822 konstituiert sich in Leipzig die erste Versammlung Deutscher Naturforscher und Ärzte (VDNÄ). Die frühen Jahrestagungen sind noch stark von naturphilosophischen Vorstellungen beeinflußt. Das ändert sich ab 1828, als unter dem Vorsitz Alexander von Humboldts eine „Verdrängung der Naturphilosophie durch die exakten Naturwissenschaften beginnt" (SCHANBACHER).

Die vier Jahrzehnte in der Mitte des 19. Jahrhunderts, in denen die Romanhandlung der *Buddenbrooks* abläuft, sind „eine Periode des Stürmens und Drängens, in der nach langem Kreißen die moderne naturwissenschaftliche Medizin geboren wird" (SUDHOFF). Physiologie und Pathologie werden zur Grundlage der Medizin in der zweiten Hälfte des Jahrhunderts. Hermann von Helmholtz, Arzt, Physiologe und Physiker, der Erfinder des Augenspiegels, und

Rudolf Virchow, der Begründer der Zellularpathologie, sind nur zwei noch heute bekannte Repräsentanten dieser grandiosen Epoche.

Galt vordem die körperliche Untersuchung des Patienten als eher unärztlich, werden jetzt Befunderhebung und Befunddokumentation zum Grundprinzip ärztlichen Handelns in Klinik und Praxis. Das ist anfangs mit erheblichen Problemen verbunden. Der heute banale Vorgang einer Messung der Körpertemperatur zu festgelegten Tageszeiten stößt auf große Schwierigkeiten, sind doch die frühen Thermometer sperrig, bis zu 60 cm lang, und ein einzelner Meßvorgang dauert bis zu zwanzig Minuten. Handliche Fieberthermometer auch zur Selbstmessung gibt es erst ab 1867. (ANSCHÜTZ)

Die Untersuchung der Brustorgane durch Perkussion und Auskultation, bereits 1761 von einem Wiener Militärarzt beschrieben, gelangt erst in der zweiten Hälfte des 19. Jahrhunderts zu voller Ausbildung und breiter Anwendung. Zu der Zeit sind dann auch schon chemische und mikroskopische Untersuchungsverfahren von Urin und Blut in Gebrauch. Und praktizierte Therapieverfahren erfahren wissenschaftliche Würdigung, so die energische Temperatursenkung bei fieberhaften Erkrankungen durch aufwändige Kaltwassertherapie (AVERBECK).

Die Ausbildung der Ärzte hinkt diesen Entwicklungen deutlich hinterher. In Preussen wird das philosophische Vorexamen erst 1861 durch das natur-wissenschaftliche Vorexamen, das *Tentamen physikum,* ersetzt. In Doktor Langhals erleben wir einen so modern ausgebildeten Arzt. Es fehlt ihm noch etwas an Lebensklugheit. Die lernt der junge Mediziner nämlich nicht an der Universität. Die bekommt er erst im Lauf der Jahre mit zunehmender Erfahrung, der eine mehr, der andere weniger.

Der Typhustod des kleinen Hanno Buddenbrook 1877 steht am Ende der Romanhandlung der *Buddenbrooks*. Genau hier endet Thomas Manns Exkurs in die Geschichte der Medizin im 19. Jahrhundert. Mit dieser Einschränkung gilt: „Die *Buddenbrooks* sind neben vielem anderen auch eine Enzyklopädie der Medizin des 19. Jahrhunderts" (BERGER).

Nach Hannos frühem Tod, im letzten Viertel des 19. Jahrhunderts geschehen bahnbrechende Entwicklungen. Die Erkenntnisse der Bakteriologie führen zur Entschlüsselung und letztendlich Beherrschung einer Vielzahl von Infektionskrankheiten. Die Entwicklung des aseptischen Operierens steht in Kombination mit den gleichzeitig entdeckten neuen Betäubungsverfahren am Beginn der neuzeitlichen Chirurgie. Diese und eine Vielzahl anderer Fortschritte der Medizin kommen zu spät, um noch Eingang in die Romanhandlung der *Buddenbrooks* zu finden.

Resümee

Dies war ein Überblick über Krankheiten, insbesondere die zum Tode führenden, und vielfältige Aspekte pflegerischen und ärztlichen Handelns in Thomas Manns Roman *Buddenbrooks*. Nicht selten staunt sogar der ärztlich vorgebildete Leser über die sehr präzisen Beschreibungen der Krankheiten und ihrer Verläufe. „Leiden und Sterben werden nicht nur auf höchstem literarischen, sondern auch hohem medizinisch-fachlichem Niveau dargestellt" (BERGER). Man gewinnt einen Einblick in die gesundheitlichen Verhältnisse und die medizinischen Möglichkeiten im 19. Jahrhundert bei Patienten, die damals unter optimalen wirtschaftlichen Verhältnissen lebten.

Bei aller Bewunderung und Wertschätzung für den preisgekrönten Roman, für den der Autor 1929 mit dem Literatur-Nobelpreis geehrt wurde, Sehnsucht nach den Umständen der „guten alten Zeit" will nicht aufkommen. Vielmehr lernt der heutige Leser, dankbar zu sein für die großartigen Fortschritte der Medizin in den letzten 150 Jahren.

Anmerkungen

1.: Die Firma Buddenbrook vertrat das Königreich der Niederlande in den drei Hansestädten Bremen, Hamburg und Lübeck.

2.: Im Lübecker Rathaus gab es keinen Saal für die Sitzungen der „Bürgerschaft".

3.: Permaneder: Tonys Familienname aus ihrer zweiten Ehe.

4.: Van der Kellen: Geschäftspartner der Fa. Buddenbrook in Amsterdam.

5.: Ida Jungmann: Kinderfrau aus Ostpreussen, seit 1835 bei Buddenbrooks.

6.: Arsenik in kleinsten Dosen bewirkt Appetitsteigerung und Euphorisierung.

7.: Stefan Kistenmacher: Hannos Vormund seit Tod des Vaters.

8.: Lorette: Lebedame.

9.: Prof. Dr. Mathias Berger: ab 1990 Direktor der Klinik für Psychiatrie und Psychotherapie im Universitätsklinikum Freiburg/Breisgau.

Autor:

Heinz Bongards, geb. 1940, Dr. med., Facharzt für Chirurgie,
26 Jahre Hausarzt in Bielefeld, seit 2002 im Ruhestand;
engagiert im Naturschutz und in der Vogelkunde,
36 Jahre Vorstandsmitglied im NABU Bielefeld e.V.,
2006 Bundesverdienstkreuz am Bande;
seit der Schulzeit Liebhaber der Werke Thomas Manns.

Literatur

MANN, Thomas: Buddenbrooks. Verfall einer Familie. Berlin: S. Fischer 1901 und zahlreiche Ausgaben.

MANN, Thomas: Brief an Theodor W. Adorno 31.12.1945. In: Briefe 1937-1947. Frankfurt: S. Fischer 1963.

ANSCHÜTZ, Felix: Die Entwicklung der Medizin im 19. und 20. Jahrhundert. In: ANSCHÜTZ: Ärztliches Handeln: Grundlagen, Möglichkeiten, Grenzen, Widersprüche. Darmstadt: Wissenschaftliche Buchgesellschaft 1987.

AVERBECK, Hubertus: Von der Kaltwasserkur bis zur physikalischen Therapie. Bremen: Europäischer Hochschulverlag 2013.

BERG, Christian: Erschöpfungssyndrom, Wege aus der Burnout-Falle. Eschborn: PZ Pharmazeutische Zeitung online, Ausgabe 36/2007.

BERGER, Mathias: Die vielen Malaisen der Buddenbrooks. Freiburg: Badische Zeitung vom 6. Oktober 2001.

HACH, Wolfgang & HACH-WUNDERLE, Viola: Blickpunkte in die Medizingeschichte des 19. Jahrhunderts. Stuttgart: Schattauer 2007.

LINDTKE, Gustav: Die Stadt der Buddenbrooks. Lübecker Bürgerkultur im 19. Jahrhundert, (Seite 42). Lübeck: Schmidt-Römhild 1981.

ROTHSCHUH, Karl Eduard: Konzepte der Medizin in Vergangenheit und Gegenwart. Stuttgart: Hippokrates 1978.

SCHANBACHER, Ansgar: Menschen und Ideen, die Gesellschaft Deutscher Naturforscher und Ärzte 1822 – 2016. Göttingen: Wallstein 2016.

SCHULTE-MARKWORT, Michael: Burnout-Kids. Wie das Prinzip Leistung unsere
Kinder überfordert. München: Pattloch 2015.

SUDHOFF, Karl: Entwicklung der modernen Klinik, einschließlich chemischer
und physikalischer Heilmethoden. In: K. SUDHOFF: Kurzes Handbuch der
Geschichte der Medizin. 3. und 4. Auflage. Berlin: Karger 1922.

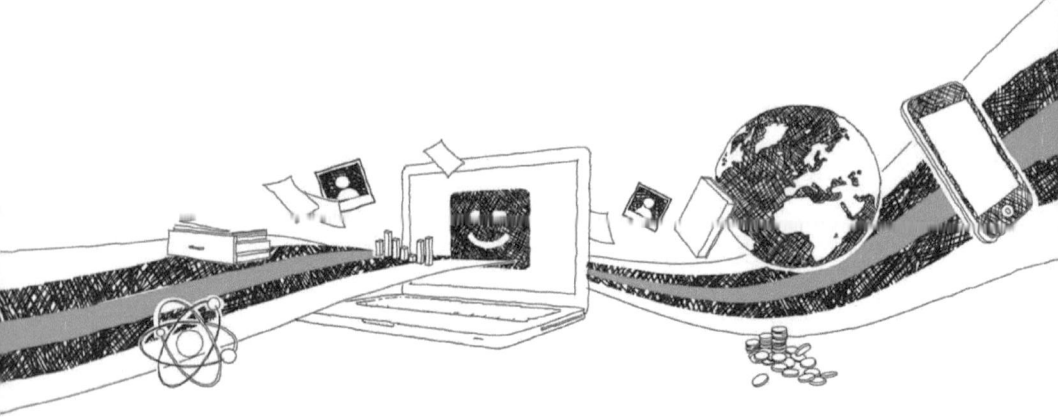
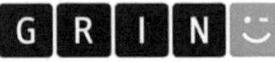